Secrets pour séduire une femme

Contenu

Guide sur la façon de séduire les femmes et d'apprendre à draguer les femmes

Les secrets de la drague sont très utiles pour trouver l'amour de votre vie, lorsqu'il s'agit de femmes vous devez avoir des idées clés pour qu'en toute occasion vous puissiez vous faire remarquer, au point de commencer à sortir avec elles et faire tout ce qu'elles attendent, mais pour y arriver vous devez connaître les tactiques qui fonctionnent le mieux.

Ce qu'une femme aime recevoir, c'est ce que vous devez savoir, aussi avec le simple fait de développer la sensibilité pour améliorer, vous êtes un pas de plus pour flirter plus habilement, de cette façon vous pouvez renoncer à être célibataire ou passer votre vie seul, parce que avec vos actions vous pouvez attirer et recevoir plus d'attention des femmes.

Apprenez à flirter et à mieux vous socialiser

Essayer de draguer une fille ne doit pas être considéré comme une torture, vous pouvez avoir du mal à établir une conversation et même vous sentir embarrassé, il y a beaucoup de raisons pour lesquelles vous pouvez vous retrouver dans cette situation, que ce soit un aspect temporaire ou définitif.

Ce problème peut être surmonté avec les recommandations appropriées, étant important de surmonter et de mettre de côté tout obstacle pour rencontrer des gens et flirter, pour découvrir des moyens de mieux se rapporter, cela fonctionne comme un stimulus social, même pour se faire des amis est important.

S'ouvrir à la rencontre de nouvelles personnes est un moyen d'entrer en relation avec plus de gens et de trouver la femme de sa vie, surtout en profitant du potentiel des réseaux sociaux pour avoir plus d'occasions de flirter et de tester sa confiance aux autres, ce n'est pas facile mais la timidité peut être vaincue pour conquérir une fille sans rien forcer.

Recommandations pour réussir à flirter et perdre sa crainte

Pour laisser une bonne impression dans n'importe quel environnement, vous pouvez mettre en pratique ces conseils, qui conviennent à toutes sortes d'endroits, c'est une façon d'être que vous pouvez envisager pour gagner en confiance et en aisance, car ce sont des lignes directrices qui ont un haut niveau de réussite, mais qui vous permettent aussi de vivre de nouveaux et meilleurs contacts avec les filles.

1. Soyez fidèle à ce que vous êtes

Il ne fait aucun doute qu'il s'agit d'un élément clé du flirt, car lorsque vous racontez une histoire et que vous inventez des détails sur vous ou sur les événements, cela change complètement qui vous êtes, étant un mensonge en soi qui, dans le présent ou plus tard, vous apportera plus de problèmes, surtout pour ne pas avoir été honnête avec l'autre personne.

Lorsque vous commencez à connaître une fille, il est essentiel de laisser de côté les tromperies, car tôt ou tard, si tout avance, vous finirez par découvrir la vérité, ce qui sera fatal pour la relation, ainsi que pour la confiance des deux, il est insensé de prendre un chemin aussi contre-productif que de prétendre ce que l'on n'est pas.

2. Profitez de chaque rendez-vous et de chaque moment

Avant d'affronter toute étape ou date, vous devez avoir l'idée claire d'avoir un bon moment, surtout parce qu'une attitude beaucoup plus ouverte à ce qui se passe et heureux, est plus attrayant qu'un simple désir de flirt constant qui ne vous permet pas de construire des relations avec les personnes présentes, étant un vide avec lequel vous ne devriez pas traiter.

Ce n'est pas grave si vous ne rencontrez pas une fille qui vous intéresse, surtout si vous passez un bon moment, ce dont vous devez vous souvenir c'est que vous êtes sorti pour vous amuser et laisser de côté l'obligation de flirter, étant un signe ou une attitude avec laquelle beaucoup de gens repoussent les filles, car cela ternit votre personnalité.

3. **Donnez la priorité à votre hygiène personnelle, d'abord et avant tout.**

Une règle d'or, également fondamentale pour votre vie personnelle, est que vous devez toujours sortir bien soigné, cela implique de vous présenter avec des vêtements propres au point de sentir bon, c'est un aspect frappant, car aucune femme ou ami ne va vous aborder si votre image est ébouriffée, c'est donc un soin qui a à voir même avec le développement personnel.

L'étape fondamentale est de garder vos cheveux sous soin, cela comprend même la barbe, sont des points clés pour sortir avec une meilleure présentation et que vous avez confiance, en plus de cela pour mettre en évidence vous pouvez utiliser des lotions, comme vous pouvez également vous débarrasser des poils indésirables tels que ceux qui se posent dans les oreilles ou le nez.

4. Évitez les repas lourds

Lorsque vous prévoyez de sortir et de rencontrer des filles ou d'assister à un dîner, vous devez oublier les aliments comme l'ail ou les aliments difficiles à mâcher, car ces deux alternatives créent un moment inconfortable, car l'ail donne mauvaise haleine, et mâcher un aliment compliqué peut donner une mauvaise impression de vous-même.

Ce genre de disposition vous permet de ne pas avoir à subir de problèmes sociaux, c'est un point que même vos propres amis apprécieront, sans compter que ce genre de nourriture brise toute atmosphère romantique, toute apparence intéressante est laissée de côté.

5. S'appuyer sur l'influence du jeu des regards

Il ne fait aucun doute qu'un simple regard peut être le déclencheur d'une conversation ou d'un contact qui vous permet de rencontrer la fille, ce simple geste peut sembler inutile, mais il a un grand pouvoir, également à court terme fonctionne pour mesurer une sorte d'intérêt que la fille a pour vous, parce que si elle ne répond pas à elle, vous devriez éventuellement abandonner.

Lorsque les regards se croisent, vous pouvez obtenir cette étincelle entre les deux, le contact visuel est une grande opportunité lorsqu'il est réciproque, mais ce contact ne doit pas être écrasant, mais plutôt subtil, vous pouvez également en profiter et l'utiliser comme une mesure pour savoir comment il se comporte dans leur environnement ou autre détail.

Ce type de sous-entendus ne doit pas être pratiqué lorsque vous remarquez qu'elle est avec son homme, d'autre part, pour rendre la chose plus agréable, vous pouvez faire appel au sourire jusqu'à ce qu'elle s'approche pour engager la conversation, de cette façon vous pouvez maintenir l'intérêt, mais vous devez être prudent quant au moment de faire ce premier pas, sans paraître trop rapide ou trop lent.

6. Participez à des conversations

Les sujets intéressants sont très utiles, surtout lorsque vous obtenez des réponses à leur sujet, le plus recommandable est de poser des questions ouvertes, de cette façon il y a plus de chances qu'un sujet soit présenté naturellement et qu'un autre sujet apparaisse ensuite, avec des réponses longues vous avez plus de chances de créer un moment agréable.

Au lieu de consacrer une question liée à un but précis, vous pouvez vous concentrer sur un sujet d'intérêt mutuel, cela peut aller dans le sens des hobbies, des genres de musique, et autres, évitez aussi à tout prix d'aborder certains sujets liés à la famille, encore moins à la politique ou même de nature sexiste.

Tant que vous pouvez soulever des idées qui ne provoquent pas de conflits, il sera beaucoup plus sain de construire une relation, l'essentiel est que vous puissiez relier des sujets intéressants, en évitant d'arriver à une impasse, insistez plutôt sur les moyens qui sont plus excitants pour la fille, de cette façon vous pouvez apprendre beaucoup sur elle.

7. **N'oubliez pas son nom pour aucune raison**

Il s'agit d'une suggestion de base, mais elle est d'une grande importance car au milieu de la conversation, vous ne devez pas négliger la personnalisation de ce que vous dites, ce qui aide la fille à se sentir beaucoup plus spéciale avec ce traitement authentique, avant cela, toute erreur peut mettre fin à toute conversation.

À l'avenir, avant une éventuelle transaction, il est essentiel que vous puissiez maintenir les liens à travers le rappel du nom, surtout parce qu'entre deux blagues, la fille peut se demander si vous ne vous souvenez pas de son nom, c'est donc un geste de politesse, il n'y a aucune excuse pour qu'il y ait une quelconque omission sur ce détail.

8. Faites attention aux contacts physiques et agissez avec respect

Au milieu d'un rendez-vous, il est préférable de garder la distance avec un contact physique qui peut être au-dessus de la taille, cela permet de produire une première approche, au cours de laquelle vous ne pouvez pas être agressif, et encore moins vous précipiter, il est habituel de commencer par une touche sur le bras ou l'épaule.

Au milieu de ce flirt physique, il est essentiel qu'il paraisse ou puisse sortir naturellement, pour cela vous pouvez utiliser comme excuse de prendre un selfie, ou si vous êtes dans un endroit bondé avec beaucoup de bruit, vous pouvez être plus proche en utilisant cette raison en votre faveur, cela génère une friction idéale, sans oublier que le meilleur contact est une danse.

9. Privilégier le rire en toute circonstance

Il n'y a rien de plus précieux que de faire rire une fille, 75% de la conquête dépend de cela, car c'est un synonyme de la façon dont elle se sent bien avec vous ou de ce moment particulier, mais il ne faut pas non plus confondre avec le fait d'être trop drôle, mais il doit s'agir d'une situation naturelle où le rire est généré.

10. Passez à l'étape suivante lorsque vous voyez un élan clair.

Le moment approprié pour avancer dans une relation est celui où vous voyez la possibilité d'agir, c'est-à-dire que lorsqu'il n'y a pas de signes d'un goût réciproque, ce n'est pas le moment d'avancer ou de faire un pas de plus, sinon vous vous exposez à être rejeté et à vous impliquer dans un moment inconfortable.

L'étape finale doit suivre une ligne beaucoup plus réciproque, et lorsque vous sentez que vous êtes sur cette voie, vous ne pouvez que vous approcher en profitant d'une certaine proximité pour produire un baiser ou un contact physique d'une accolade, mais ce sont des étapes que vous pouvez déplacer lentement, il est préférable que la chimie des deux peut aller de pair.

Ces conseils sont essentiels, mais vous ne pouvez pas gaspiller tout contact avec une femme, aussi dans chacune de ces mesures devraient chercher ou avoir l'intention de surmonter, de sorte que l'insistance est basée sur que vous laissez de côté les excuses et vous considérez chacune de ces circonstances.

Tout ce qui se cache derrière la séduction

Dans le développement de la psychologie, la manifestation de la séduction est un point fondamental, car elle est directement liée au niveau d'attraction qui est généré entre une personne et une autre, de même qu'une certaine forme de rejet peut se produire, c'est aussi une action qui nécessite de la pratique et de l'insistance.

Pour devenir un séducteur de grand niveau, vous devez faire ressortir différentes compétences dans ce milieu, où la principale chose à surmonter est la peur ou la timidité, de cette façon vous pouvez vous connecter avec les gens sur lesquels vous obtenez de sentir l'attraction, c'est aussi un point social que vous pouvez utiliser à votre avantage.

Chaque rencontre avec un partenaire se développe par étapes, parce que petit à petit vous pouvez améliorer et surmonter votre peur, jusqu'à ce que vous puissiez profiter pleinement de chaque interaction sans timidité, grâce à la séduction vous pouvez être maître de votre vie, et même apprendre à connaître plus de personnes pour former une relation solide.

Au fil du temps, vous pouvez intégrer plus de détails pour séduire une fille, mais le plus important est d'être honnête, cela se vérifie dans la formation de relations durables, cela a été prouvé scientifiquement, car l'honnêteté est un moyen de séduire plus efficacement.

Mais dans le cadre d'un flirt, il ne suffit pas de dire ce que l'on pense, car il existe une grande différence entre ce que l'on veut exprimer et ce que l'autre personne attend, mais l'honnêteté doit être utilisée comme un moyen d'empathie, ainsi que pour produire des émotions positives, car c'est ainsi que l'on peut susciter l'intérêt d'une autre personne.

Pour augmenter vos compétences dans le processus de séduction, vous devez arriver à vous sentir à l'aise dans tous les environnements, et c'est en plus de la possibilité de découvrir la peur du rejet qui possède pour le surmonter, cela vous permettra de profiter des techniques de drague qui fournit de meilleurs avantages.

• La peur du rejet

Sûrement, il arrive à beaucoup qu'ils sont avec la barrière de la peur, étant un signe clair d'éviter le rejet à tout prix, étant une contrainte qui vous inhibe même de parler à une fille, l'audace disparaît complètement, si vous passez par ce genre de situation, vous devez obtenir de faire ce pas pour aborder la personne qui vous attire.

Un soin excessif de l'estime de soi, il n'y a aucun doute que vous laisse sans opportunités, tout cela parce que votre ego ne permet pas tout négatif, étant un sentiment qui peut vous laisser complètement paralysé, au point de vous blâmer pour tout rejet qui se présente, quand en réalité il ya beaucoup de raisons impliquées.

Mais ce que vous devez prendre en compte, c'est qu'il y a des rejets beaucoup plus courants, où la question financière ressort, par exemple, étant la même chose qui se passe dans la pratique de la séduction, étant un environnement où tout ne dépend pas de vous, puisqu'au milieu se trouvent les attentes ou les sentiments de l'autre personne.

Face à des facteurs que vous ne pouvez pas contrôler, comme le fait de lui rappeler son ex, ou que l'autre personne passe une mauvaise journée et n'est pas intéressée par le flirt à cause de cela, c'est-à-dire qu'il existe de nombreuses façons de générer un rejet, vous devez donc penser que personne ne peut vous rejeter sur un plan personnel s'il ne découvre pas tout ce que vous pouvez lui apporter.

• Surmonter la peur du rejet

Peu importe à quel point la peur vous paralyse, vous devez garder à l'esprit que votre esprit limite l'exposition à l'inconnu, alors essayez de rester dans votre zone de confort. De plus, vous vous protégez généralement avec des excuses comme il a déjà un partenaire, vous anticipez en supposant qu'il n'est pas intéressé, ou s'il va se moquer de vous.

Devant ce genre d'idées, vous ne devez pas vous arrêter, car ce sont de simples empêchements de votre esprit, vous devez encore moins laisser la peur contrôler votre vie, et la solution pour cela est de rechercher un état de sécurité et de confiance, d'autre part, vous devez considérer que la peur ne va pas disparaître, chaque fois que vous vous exposez est un défi, mais il n'y a aucune raison d'être inhibé.

Au milieu de ce processus, vous devez garder à l'esprit qu'il n'y a pas de formule magique pour investir, car cela dépend vraiment de vous, c'est un processus interne qui peut être comparé à l'apprentissage du vélo, cette recherche de la confiance se manifeste de manière similaire, où la réponse est de commencer à agir.

Comment flirter et séduire avec des techniques efficaces

Lorsque vous pensez à la drague, vous devez considérer que la plupart des femmes et des gens en général recherchent l'honnêteté, donc les phrases préfabriquées ne sont pas d'une grande utilité pour aborder une personne, pour éblouir avec votre personnalité, vous devez démontrer l'authenticité de votre façon d'être.

Bien qu'il ne s'agisse pas d'une mesure infaillible, puisqu'il entre en jeu la préférence de l'autre personne, c'est un moyen d'augmenter votre niveau de séduction en pariant sur une manière beaucoup plus naturelle, vous pouvez obtenir de meilleurs progrès avec des actions orientées vers ce sens plus agréable.

• Obtenir un motif

Une étape pour établir des relations plus efficaces, est de trouver une raison ou une raison pour laquelle vous voulez la rencontrer, cette même question devrait être faite à l'inverse, en émettant cette partie de vous authentique qu'une autre fille veut savoir, cela vous permet de communiquer d'une manière plus sincère et attrayante.

Ne laissez rien à l'imagination, vous pouvez faire preuve d'empathie à travers les motifs que vous possédez, à cette idée s'ajoute la considération de se croire digne d'être connu, c'est une contribution sur votre estime de soi, si cela est trop direct pour former une relation, vous pouvez utiliser un autre sujet ou une manière qui n'est pas liée à elle.

C'est-à-dire que vous pouvez avoir des raisons de connaître quelqu'un, simplement par le maillot de l'équipe de football qu'il porte et ainsi de suite, cela diminue l'incertitude et le stress, c'est une mesure qui a un taux de réussite de 55% sur l'action de séduire.

• **Mesurez votre intérêt**

Au début de toute relation, vous pouvez être intéressé à donner de la valeur ou de l'amour à une autre personne, mais en même temps vous pouvez vous interroger sur la position d'infériorité dans laquelle vous vous trouvez. Vous pouvez également être exposé à une certaine séduction pour des raisons commerciales, mais pour définir vos intentions, vous devez vous assurer de connaître la femme.

Cela permet d'éviter les déceptions, et surtout de ne pas se retrouver dans une situation où il n'y a pas de compatibilité, pour cela il faut une vision objective pour détecter si la personne correspond à ce que l'on recherche chez une femme, cela peut être par exemple qu'elle est amusante, et cela même est utilisé comme une forme de séduction.

L'intérêt vous aide à réaffirmer la raison pour laquelle vous êtes là, puisque la femme le reçoit comme une manière de séduire, parce qu'il met en évidence une partie de sa manière d'être, pour cela vous devez attirer son attention en soulignant son point fort, cela ne signifie pas que vous êtes exigeant ou quelque chose comme ça, mais cela montre la manière dont vous possédez l'intérêt pour elle.

• Il dispose d'une sortie

Une stratégie de séduction consiste à imposer une sortie, car cela vous permet d'obtenir une valeur élevée d'intérêt de la part de l'autre personne, et en même temps de détendre la relation, car au milieu d'une conversation l'intensité ne laisse rien de positif, aussi quand vous êtes en train de connaître quelqu'un vous ne savez pas à quoi vous vous exposez.

Au lieu de perdre son temps ou de s'énerver, on peut se débarrasser de cette situation par le biais d'une limitation temporaire, de cette façon tout risque peut être écourté sans être un détournement émotionnel ou autre, cela permet de tout calmer.

Face à un manque d'enjeux, vous pouvez exprimer que vous devez vous retirer, penser à un autre type de solution similaire, de cette façon vous pouvez mettre de côté un problème sans perdre la politesse, ou cela vous aide également comme mesure pour augmenter l'intérêt de l'autre personne à vous revoir.

- **Faites-nous savoir ce que vous aimez ou ce qui vous passionne.**

L'un des points les plus importants des interactions sociales, est de reconnaître ce que vous aimez chez une femme et combien vous pouvez arriver à l'aimer, comme une ligne réciproque, étant quelque chose d'habituel qui est vécu dans les relations personnelles, parce que lorsque vous savez que l'autre personne vous aime ou qu'elle vous aime, cela change complètement la façon de la voir.

Reconnaître une certaine attirance peut vous amener à être complètement captivé ou au contraire à réagir avec indifférence. Ce principe prend vie lorsque vous prolongez les conversations pour mieux connaître l'autre personne, ce qui constitue une étape importante pour lui dire à quel point elle vous plaît.

Mais pour arriver à exprimer ce genre de sentiment, vous pouvez communiquer petit à petit le plaisir que vous aimez, pour cela vous pouvez utiliser des termes génériques comme "vous êtes très gentille" peut aider, mais en suivant à tout moment la ligne de l'honnêteté, pour cela vous pouvez vous demander ce que vous aimez chez cette femme, jusqu'à ce que vous ayez des idées claires.

- ## **Soyez ouvert**

L'un des plus grands défis du flirt est de ne pas savoir quoi dire, et la meilleure réponse à cela est de perdre la peur de s'ouvrir aux autres, c'est la seule façon de créer une connexion avec d'autres personnes et surtout avec une femme qui vous intéresse.

Lorsque le moment est venu de révéler certaines informations personnelles, cela représente une opportunité pour l'autre personne d'apprendre à vous connaître davantage, pour cette raison, plus une femme apprend à vous connaître, plus vous serez en mesure de susciter de l'attirance, mais il est vital de faire attention à ne pas le faire de manière disproportionnée ou trop tôt.

Chaque information peut être utilisée pour construire une relation, et il n'y a rien de mieux que d'entretenir une conversation avec des questions qui demandent une explication, comme ce que vous faites dans la vie, et de poursuivre avec une histoire personnelle.

Une explication personnelle est une façon d'exprimer ce qui vous passionne, qui permet d'atteindre un haut niveau d'information simplement en demandant fréquemment pourquoi, tout ce qui permet de générer une connexion est très utile.

- ## **Découvrez les similitudes**

Au-delà de connaître la femme de votre vie, vous devez chercher que dans chaque dialogue vous pouvez trouver des points similaires qui vous causent de l'attraction, parce que au-delà de trouver un point d'attraction, il est plus productif de trouver des similitudes qui soutiennent une relation dans l'avenir, cela peut vous offrir plus d'espoirs de flirt, car ils seront des goûts ou des passions en commun.

Il ne fait aucun doute que lorsque vous pouvez approfondir les similitudes que vous possédez avec cette personne, vous pouvez profiter de ces détails, ce n'est pas un lien fort ou beaucoup moins, avec un simple aspect est suffisant, vous pouvez compter même la musique, puisque le goût et la préférence contribue à éveiller une affinité entre les gens.

- ## **Transmet des émotions positives**

Une carte brillante pour éveiller le côté émotionnel d'une femme, c'est la contagion, c'est un mécanisme où vos émotions peuvent travailler pour être persuasives, en plus d'être considérées comme une influence positive, donc le sourire est très important lorsque vous rencontrez une femme.

Lorsqu'une femme associe de bonnes émotions à votre façon d'être, à partir de ce moment-là, elle voudra passer plus de temps avec vous, pour arriver à ce point, vous devez simplement vous concentrer sur chaque moment à apprécier, de cette façon, elle décrira le séjour à vos côtés comme une illusion ou une émotion, dans cette dynamique, il est important que vous vous sentiez libre de parler de vos sentiments.

• Appliquer l'humour à chaque situation

Dans n'importe quel scénario, l'idéal est de faire appel à l'humour, cela vous aide à diffuser un plus grand groupe d'émotions positives, lorsque vous flirtez au lieu de vous concentrer uniquement sur l'impression, il est préférable de recourir à l'humour, étant un aspect qui est généralement négligé.

La chose la plus efficace à faire est de rire de soi ou d'une situation pénible, car en même temps vous briserez la glace, vous diminuerez les complexes et vous pourrez être vous-mêmes, ceci peut être appliqué à n'importe quelle étape du flirt, en laissant de côté toutes sortes de barrières.

Des astuces de séduction pour chaque situation quotidienne

Devant les différentes situations que vous traversez, vous pouvez mettre en œuvre des techniques de séduction pour lorsque vous rencontrez une femme attirante qui attire votre attention, mais chacune des formes de séduction varie, tout dépend de l'environnement ou du contexte dans lequel vous vous trouvez, afin que vous puissiez mieux répondre à une interaction sociale.

- ## Comment séduire une femme dans la rue

Le terrain quotidien de la rue n'est pas du tout facile, surtout parce que la plupart des femmes ne font pas confiance aux hommes que l'on rencontre dans la rue, donc il faut que vous vous plaisiez immédiatement, en plus il y a le risque ou l'adrénaline de savoir que vous pouvez ne plus la voir.

Un des objectifs au milieu de cet environnement, est de recevoir la confiance de cette femme, ceci est axé sur tout type de lieu public, où le fait de ne pas se connaître au premier abord complique tout, pour cela vous devez suivre certaines règles de séduction, comme c'est l'espace personnel et émettre une bonne impression physique pour qu'elles ne s'é-loignent pas.

• Séduire une fille par téléphone portable

Le mobile est un moyen de séduction qui varie pour chaque personne, car il dépend de l'application qui en est faite, en plus de la raison pour laquelle le contact est émis, mais l'astuce est d'amener toute chimie ou tentative de flirt sur le plan physique, d'être plus direct et moins retardé pour gagner leur confiance.

D'un autre côté, dans certaines situations, vous pouvez tirer parti de l'avantage d'attirer l'attention sur vous en postant une photo ou une phrase, en partageant des fichiers musicaux ou en permettant simplement à ces personnes d'apprendre à vous connaître par ce moyen, mais en laissant l'intrigue d'une sortie personnelle, de sorte que vous obtenez un lien beaucoup plus réel.

• Flirter à la salle de sport

Un espace comme une salle de sport est un autre moyen de flirter, pour cela vous devez exprimer un haut niveau de sociabilité, car la séduction dépend du niveau d'influence que vous avez dans cet environnement, ou vous devez au moins avoir la capacité de faire émerger des conversations qui semblent naturelles, en utilisant la salle de sport comme référence.

Cela peut présenter un haut niveau de difficulté d'être au milieu, combien vous vous démarquez dans cet environnement au niveau physique, c'est aussi un espace qui, la plupart des participants, est dédié purement à l'entraînement et ne savent pas si ce sont des femmes avec des partenaires, donc votre propre comportement ouvert à la socialisation et l'observation directe est ce qui vous aide.

• **Séduire dans une discothèque**

Toute boîte de nuit est un moyen de séduction par référence, notamment parce que sa fonction est de s'amuser et de passer un bon moment, mais le revers de la médaille est la quantité d'hommes intéressés par la drague étant la concurrence pour vos aspirations, cela devient un terrain de séduction très compliqué pour n'importe qui.

Dans un autre aspect est la démonstration de pouvoirs, puisque dans ce contexte avec la musique si forte arrive à l'importance un autre type d'approche comme il est la danse, l'apparence et même ce que vous buvez, donc vous devriez oublier de s'engager dans une sorte de conversation, ces conditions s'appliquent aux boîtes de nuit en général.

Ces endroits sont les meilleurs et les plus appréciés pour rencontrer des femmes, puisque l'alcool y est incorporé comme une raison supplémentaire de laisser couler cette personnalité que vous êtes si gêné d'exprimer, ce niveau d'audace peut être largement exploité, vous pouvez en profiter pour amener la séduction dans une direction favorable, c'est une nuit pour vous.

• Séduire par texto ou SMS

Un moyen de communication comme la messagerie SMS est une autre alternative pour que la séduction se produise, bien qu'il ne soit pas recommandé par l'absence physique, mais c'est un outil pour tenter n'importe qui, car il conserve le contact avec la femme qui vous intéresse, il peut travailler en même temps pour émettre quelque chose de spécial pour la conquérir.

Au-delà du fait qu'un texte peut être perçu comme sec, vous pouvez étendre un traitement écrit attentif qui maintient la femme intéressée par ce que vous envoyez, jusqu'à ce qu'elle veuille vous voir une fois de plus. Le romantisme ne doit pas être perdu même dans ce moyen moderne, il peut donc être utilisé comme un moyen alternatif pour renforcer la séduction.

Ce type de contact peut être utilisé au début de manière constante, puis vous pouvez lancer une invitation, cela s'applique également à toute messagerie moderne, l'essentiel est qu'il peut être utilisé comme un contact dans lequel vous pouvez flirter avec constance, et l'attention de demander sur leur jour à jour.

• **Séduire grâce à Facebook**

Le développement des médias sociaux est un environnement massif pour rencontrer et flirter avec les femmes, au début Facebook n'était pas dédié à la connexion avec les gens, mais aujourd'hui il y a différents témoignages de syndicats qui ont profité de cette façon, donc c'est l'une des meilleures façons de commencer à séduire les femmes.

Cette source d'opportunités vous permet de commencer une amitié avec les utilisateurs, et ensuite vous pouvez chatter pour inviter cette femme pour une promenade, ce que vous devriez faire est de prendre soin de votre profil, cela commence par se concentrer sur les photos, vos intérêts, et d'autres aspects similaires qui peuvent attirer l'attention de toute femme, cela sert également à vous fixer.

- ## Les salons de chat ou les applications de rencontre pour flirter

Les salons de chat et autres applications de rencontre génèrent un environnement destiné à flirter à 100 %, avec cette mission spécifique dont vous pouvez profiter et vous n'avez pas besoin de tant de formalités, mais la conversation se spécialise dans la connaissance de l'autre d'une manière plus directe, avec un échange de photos.

Vous n'êtes soumis qu'aux règles de comportement de cette application ou de ce site web, le reste peut être créatif et même pratique afin que vous sortiez dans le monde physique avec plus d'expérience dans les conversations, vous pouvez même apprendre ce que les femmes aiment le plus, ce genre d'apprentissage ou d'expérience est important.

Les clés pour conquérir n'importe quelle femme

La conquête d'une femme n'est pas infaillible, mais c'est un sujet simple que l'on peut maîtriser grâce à l'attraction qui peut être créée ou maintenue entre deux personnes, où il est vital de ne pas perdre trop de temps sur les techniques, ou

de trop se concentrer sur le forçage des compétences sociales, car cela rend tout complètement forcé.

Afin de vous présenter de manière attrayante aux femmes,
vous devriez considérer les astuces suivantes sur lesquelles
vous devriez vous concentrer :

1. Développez votre côté assertif.
2. Mettez en valeur votre individualité.
3. Réveillez les émotions positives.
4. Construisez un style de vie intéressant.
5. Écoutez davantage les femmes, au lieu de vous concentrer uniquement sur votre propre personne.
6. N'essayez pas d'impressionner une femme.
7. Faites en sorte qu'elle se sente spéciale.

Ce sont les principaux éléments pour que vous compreniez
la chose la plus importante dans les relations personnelles,
le reste vous pouvez l'oublier car vous n'avez pas besoin de
faire semblant mais de vous distinguer de votre propre personnalité, la chose la plus efficace est que vous pouvez mélanger la délicatesse personnelle avec l'attrait du physique
ou du charnel.

Pour que cela fonctionne dans la réalité, vous devez faire
preuve de patience, mais vous ne devez pas vivre un

mensonge de difficultés, et encore moins vous consacrer à vos faiblesses, car cela ne fait qu'abaisser votre niveau de confiance et détériorer votre identité auprès des femmes, d'un autre côté, pour éviter la friendzone, vous ne devez pas non plus être si permissif ou amical.

Pour ces raisons, les coutumes de votre environnement et votre culture, s'ajoutent également comme facteurs à prendre en compte pour mettre ces astuces en pratique :

- ## **Réveille des caractéristiques attrayantes**

Au lieu de promettre une magie irréaliste, vous pouvez vous appuyer pleinement sur une attitude conquérante, qui se construit avec l'expérience, vous devez vivre et connaître le monde de l'amour en profondeur pour avoir une vision plus efficace lors de la conquête, car de nombreux comportements viendront naturellement.

Une qualité à souligner est d'être direct et d'avoir de l'initiative, c'est ce qui vous permet d'être assertif, étant une manière d'être très attirant, il est vital que vous ne cachiez pas ce que vous recherchez dans la relation à former puisque cela fait partie de vos intentions, étant une étape pour démontrer le désir avec audace et sans culpabilité, sans cacher l'essence masculine.

À cela s'ajoute la capacité à plaisanter ouvertement, car l'attirance ne sera pas seulement éveillée par votre personnalité ou votre physique, mais aussi par le moyen que vous utilisez pour communiquer. Ainsi, faire des blagues sur le sexe ou la situation est une façon d'accentuer le contact physique.

Un environnement amusant est la première chose à faire dans tout type de conquête, car si vous vous concentrez uniquement sur l'objectif final, vous négligerez les détails de la présence, et le fait d'être conscient des objectifs soustrait l'excitation au processus de conquête, ce n'est pas une formule mathématique, c'est une question de coexistence ; c'est ainsi que naît la séduction.

Ne pas sous-estimer pour une raison quelconque le contact visuel, est le pilier traditionnel pour la séduction est généré, de sorte que l'effort doit être concentré sur ce point, mais pour aucune raison doit être forcée parce qu'elle ne génère la fille se sentent mal à l'aise, bien que dans toute séduction, vous devez avoir la contribution de l'autre partie.

Le jeu de la séduction est une affaire de deux, vous devez donc vous présenter comme un défi pour elle, cela l'aidera à faire sa part pour avoir quelque chose avec vous, cet effort à un moment donné doit être équitable car il mesure son intérêt, pour atteindre ce niveau vous devez mettre de côté l'action de répondre instantanément, car vous obtenir trop facilement n'est pas positif.

En plus du défi, vous devez garder les bonnes vibrations pour que la fille reste avec des sourires permanents quand elle est à vos côtés, car cela élimine toute trace de monotonie au point de couper l'ennui, c'est un aspect que vous devez travailler à fond surtout si vous êtes trop sérieux.

La performance doit être orientée vers des attentes nulles, cela aide à prendre des décisions d'une meilleure manière, aussi aucune femme ne vous doit rien, il n'est donc pas positif que vous imposiez des attentes dès le début, ainsi l'attention n'est pas demandée pour une raison quelconque, il est préférable de faire appel à un intérêt beaucoup plus authentique.

En écoutant une femme, vous pouvez l'amener à s'ouvrir à vous et à vous faire confiance, mais il ne faut pas seulement écouter, mais aussi prêter attention, de cette façon vous obtenez une réponse sur ses goûts et ses loisirs, ce qui vous permet de la conquérir de cette façon, donc le conseil clé est de garder un traitement normal comme une autre personne au début.

Les femmes détestent la conquête excessive, parce qu'elles ont aussi des sentiments et des insécurités que vous ne devez pas omettre, donc pour rien au monde vous devez la traiter en fonction de l'attrait que vous lui trouvez, dans cette phase de conquête il est essentiel que vous puissiez garder un niveau considérable de mystère de cette façon elle sera curieuse de vous connaître.

Enfin, la question du contact physique est une mesure à ne pas négliger, tant qu'elle est sous le respect, sans perdre le rôle de gentleman, donc les premiers rendez-vous cherchent un contact physique étroit au niveau des coudes, cela maintient l'atmosphère d'intérêt et en même temps éviter toute situation inappropriée.

• Diminuer la médiocrité dans votre vie

Lorsque vous mettez en pratique chacun des points ci-dessus, il est temps de prêter attention à la façon dont vous vous comportez, car cela crée une tendance attrayante, vous présentant comme un homme désirable, mais les détails physiques comptent également, car une femme peut même avoir une préférence sur la taille, par exemple.

Grâce à votre propre génétique, vous pouvez jouer les cartes qui sont les plus attrayantes pour une femme, mais en plus des attributs physiques que vous possédez, vous pouvez travailler sur d'autres aspects afin de vous visualiser d'une manière plus attrayante, cela vous permet d'avoir jusqu'à 80% de taux de réussite, sous les mesures quotidiennes suivantes :

1. Maintien d'une bonne posture

Il ne fait aucun doute que le fait d'avoir une mauvaise posture donne une impression négative, car lorsque vous marchez ou vous déplacez avec les épaules baissées, vous donnez l'impression d'être vaincu, ce manque de confiance est négatif, vous devez donc travailler sur ce point et vous concentrer sur l'alternative du gymnase.

La responsabilité de votre posture peut être traitée même avec l'utilisation d'élastiques, ceci au niveau musculaire contribue à votre santé, d'autre part, il existe des pratiques comme le yoga qui vous aident à avoir un profil physique beaucoup plus cohérent.

2. Protégez votre hygiène

Aucune astuce de séduction ne sera réussie si vous ne prenez pas soin de votre aspect hygiénique, car au-delà du bain et du bon brossage des dents, vous pouvez également adopter d'autres mesures complémentaires comme le fil dentaire ou le bain de bouche, sans oublier que le rasage de votre barbe compte pour être une image complète, et un bon parfum ne doit pas manquer.

3. Améliorer votre apparence physique

Il n'est pas nécessaire d'avoir l'air trop musclé, mais on peut penser qu'être en forme aide à garder une apparence beaucoup plus attrayante. Il est recommandé de maintenir le taux de graisse corporelle au-dessus de 10-13%.

4. Portez des vêtements qui vous conviennent

Le style de vêtements que vous portez doit aller de pair avec la façon dont vous êtes, en plus d'être aligné avec l'apparence physique, pour cela vous devez choisir la bonne taille pour vous, en cherchant celle qui n'est pas trop grande ou trop serrée, il vaut mieux préférer les chemises unies pour ne pas vous exposer si facilement lors des rendez-vous.

5. **Ne soyez pas dans le besoin**

Une femme regarde directement les hommes qui reçoivent de l'intérêt de la part d'autres femmes, c'est ce qu'on appelle la "présélection sexuelle", donc, si vous arrêtez de regarder le désir des autres et n'êtes que pour votre rendez-vous, vous cesserez d'être un homme désirable pour elle, la valeur diminue complètement.

Stimule les habitudes sociales

Pour séduire vous devez atteindre un haut niveau de confort, pour cette raison vous devez vous mélanger plus souvent dans des environnements bondés afin de savoir comment vous comporter, jusqu'à ce que vous atteigniez un niveau naturel qui vous permet de conquérir largement, étant quelque chose qui n'est pas facile à s'habituer.

Dans chaque environnement, vous avez la possibilité de vous distinguer par les attributs masculins que vous possédez, notamment l'honnêteté, les valeurs et l'ambition, mais vous devez travailler sur les points suivants :

1. **Priorité à l'amabilité et au traitement**

Pour les hommes, garder un degré de gentillesse, c'est se frotter à une meilleure présentation personnelle, comme vous pouvez traiter les gens bien que vous vous classer comme une personne décente, donc quand vous rencontrez des femmes n'hésitez pas à émettre ce comportement surtout quand ils sont dans un groupe, il soutient que vous pouvez se démarquer.

2. Participer à des cours de danse

Une compétence sociale très utile est la danse, donc participer à ces pratiques permet de développer des pas et d'être dans un moment beaucoup plus agréable, même s'il s'agit de cours qui ne semblent pas intéressants, c'est l'occasion de flirter lors des fêtes en montrant cet apprentissage acquis.

3. Promenade avec des animaux de compagnie

Il ne fait aucun doute que le côté tendre des animaux de compagnie peut attirer n'importe quelle femme, vous pouvez donc penser à prendre le chien par exemple pour aller lentement et les femmes s'arrêtent pour féliciter votre animal, étant une occasion d'engager une conversation, vous pouvez même profiter de l'occasion pour obtenir le numéro de téléphone des filles.

4. **Allez courir**

Au lieu de sortir avec des animaux, vous pouvez parier sur la course à pied et améliorer votre physique en même temps, choisissez un bon parcours où il y a des possibilités de rencontrer des femmes, de cette façon vous pouvez commencer à socialiser sans aucune gêne, quand vous y allez plus souvent vous pouvez rencontrer les coureurs qui fréquentent la zone et flirter avec eux.

5. **Rejoignez un groupe de lecture**

Dans le cas de vouloir atteindre les femmes intellectuelles, il vaut la peine de faire partie des environnements qui sont consacrés à la lecture, étant un moyen de vraiment connaître une femme, il est encore plus facile parce que vous pouvez tirer des conversations liées à ce point de rencontre, et émet de vous-même un profil plus intéressant.

6. **Pratique de la randonnée**

Au milieu d'une excursion, vous pouvez rencontrer des femmes aventureuses et audacieuses, d'autre part, c'est un environnement authentique pour établir des conversations et demander un rendez-vous dans un endroit plus calme, mais ne l'imposez pas comme un objectif, mais comme une partie du plaisir de cette activité, en laissant de côté les attentes, vous pouvez flirter plus facilement.

Ne faites pas d'erreurs stupides

Sûrement vous voulez savoir et détecter où sont les erreurs que vous faites, surtout pour réduire le rejet, mais il ya des situations génériques qui se produisent fréquemment et peut être classé comme une erreur, de sorte que vous pouvez conquérir une femme sans tant de problèmes, vous avez juste à mettre en pratique ces conseils :

1. **Ne montrez pas trop d'intérêt avant d'avoir appris à la connaître.**

Il est déplacé de montrer un grand effort pour une femme que vous commencez à connaître, car les femmes sont très intuitives et peuvent découvrir que vos intentions ne sont pas si sincères, ce qui l'éloigne de vous, il est donc préférable de parier sur l'authentique et d'approcher lorsque l'intérêt est réel.

2. **Évitez de vous montrer ou de chercher à impressionner**

Un signe clair d'insécurité est d'agir ou de se comporter en cherchant une réaction de la part des femmes, ce genre d'attitude qui cherche à l'amener à passer plus de temps avec vous, vous finirez seulement par parler de vous, vous devez donc laisser l'ego de côté, sinon aucune femme ne va connaître le vrai vous.

3. N'imposez pas une priorité exclusive à votre vie en son sein.

Une femme ne veut pas d'un homme qui a besoin d'elle tout le temps, et encore moins d'un homme qui soit une raison pour vous de vous sentir complet grâce à elle, mais elle cherche un homme qui a une vie intéressante, elle veut donc connaître tous les développements de votre vie quotidienne, et surtout profiter de l'indépendance que vous avez.

4. Exagérer avec votre aspect philosophique ou poétique

Ce n'est pas le point fort de beaucoup d'hommes, et s'engager dans cette voie demande beaucoup de prudence pour savoir quand et comment dire quelque chose de ringard, car aucun rendez-vous n'est une comédie romantique, donc vous avez plus de chances d'échouer surtout si vous utilisez des phrases qui ne sont pas les vôtres, car elle peut penser que vous les utilisez avec la plupart des femmes.

5. **N'envoyez pas de photos inappropriées**

Beaucoup d'hommes franchissent ce pas, sans savoir que seul un groupe restreint de femmes aime ce pas audacieux. Pour atteindre ce niveau, il doit déjà y avoir une chimie et une insinuation que la tension sexuelle est réciproque, sinon vous pouvez paraître pervers et même pathétique.

6. **Manque d'adaptation sociale**

Chaque tentative de séduction ou de modalité, doit être adaptée à l'environnement où elle se trouve, car ce n'est pas la même chose de flirter dans un bar que dans un club de lecture, il faut donc suivre l'étiquette ou la norme sociale du lieu pour ne pas émettre une présence aussi déplacée et effrayer n'importe quelle femme.

Les 5 clés scientifiques pour flirter avec les femmes

Le comportement entre les hommes et les femmes, vous permet d'explorer comment et ce que les hommes peuvent faire, pour obtenir l'attention de n'importe quelle femme, il suffit de se plonger dans les résultats qui ont laissé différentes recherches associées à la psychologie.

1. Détecte les signes de flirt

Par l'intermédiaire de l'université Rutgers, l'anthropologue Helen Fisher, a détecté que les femmes ont un niveau d'attention élevé sur la séquence d'expressions qu'elles reçoivent et émettent, les hommes devraient donc être attentifs à leurs premières réactions, puisqu'un signe général de sympathie est qu'elle sourit et lève les sourcils pour faire des mouvements rapides.

Puis, au milieu de cette dynamique, il peut incliner la tête vers le bas et montrer des signes de nervosité en se couvrant le visage ou en riant. Ce sont des gestes très marquants, et ce sont des signes innés dont on peut tirer parti pour que la séduction évolue jusqu'à ce qu'un intérêt sexuel se manifeste.

2. Créer une ancienne présentation

Au niveau de la psychologie, cela s'appelle un effet "George Clooney", où il a été déterminé que les femmes préfèrent les hommes qui sont plus âgés ou qui ressemblent à cela, c'est aussi un signe qu'il s'agit d'une personne plus intéressante,

et confirme qu'ils sont indépendants sur leur sphère économique.

Le choix de la partenaire dépend du type de projection que vous émettez, bien que vous puissiez tomber sur des femmes qui ont un intérêt économique à l'image que vous transmettez, mais il ne fait aucun doute que vous pouvez présenter une personnalité beaucoup plus puissante de cette manière, jusqu'à devenir complètement attirant.

Les jeunes femmes cherchent à établir une relation avec des hommes qui ont l'air plus âgés, il s'agit d'une question biologique qui finit par jumeler de nombreux couples, vous devriez donc vous concentrer davantage sur ce que vous transmettez avec la façon dont vous vous habillez ou regardez, pour arriver à présenter une masculinité plus élevée des années.

3. La posture compte

Pour générer une impression positive sur les femmes, vous devez prendre soin de la posture, en particulier dans différentes situations est la clé pour vous présenter faire une grande différence, il a été prouvé que l'émission d'une posture correcte est approprié pour augmenter le désir romantique que vous transmettez à une femme.

Une femme peut voir une posture ouverte, grâce au fait que la poitrine est poussée, et les épaules doivent être en arrière, de cette façon vous pouvez vous présenter comme détendu, cette dominance est une forme de séduction directe, elle se remarque dès le début dès que vous mettez les pieds dans un certain environnement, alors adoptez une expansion posturale pour vous rendre beaucoup plus attractif.

Cet effet de la posture fonctionne dans les deux sens, de l'homme vers la femme, ainsi que de la femme vers l'homme, personne ne souhaite une posture contractée ou défensive, ce signal doit être soumis à réflexion afin de ne pas répéter ces erreurs en pleine séduction.

4. Augmenter votre niveau de séduction

Ceci est dirigé vers la façon dont vous vous adressez à la femme, qui en toutes circonstances doit être élégant, en plus de conserver certaines coutumes de monsieur comme il est une invitation à dîner, étant une activité idéale car il est de partager avec la partie la plus sociale de vous, l'important est d'atteindre un lien empathique.

Mais c'est une qualité liée à l'enfance, parce que ces gestes peuvent être interprétés comme une forme d'éducation, c'est une vieille croyance qui a été abandonnée et est attrayante aujourd'hui, c'est un moyen approprié et de gagner le cœur d'une femme avec un dîner poli ou une invitation est une grande mesure, classé comme un itinéraire fiable.

5. Exprimez et parlez de vos émotions

Dans une époque moderne si sensible, il est important que l'image d'un homme avec peu de mots est diminué, donc vous devez présenter que la capacité de parler de vos sentiments, étant une clé pour approcher les femmes et de transmettre un attrayant, parce que les hommes vulnérables sont désirables sexuellement.

La masculinité n'est pas affectée par le fait d'avoir un trait sensible, c'est un signe de stabilité émotionnelle, de devenir des partenaires stables à long terme, de privilégier la communication dans tous les cas, par contre les hommes fermés sur eux-mêmes ne sont pas des partenaires fiables pour partager la vie elle-même.

Mythes à connaître sur la séduction

Les compétences en matière de séduction sont depuis longtemps débattues et recommandées, mais il existe également ment des entreprises dédiées à cette compétence, dont cer-

taines peuvent s'avérer fructueuses et d'autres sont simpli-
fiées à des pertes économiques importantes. Vous devriez
donc envisager de déterminer ce que vous recherchez à chaque tentative en lisant un livre ou en payant un cours de séduction.

La plupart des astuces de séduction sont idéales pour obtenir
un seul rendez-vous, ou si vous ne les appliquez pas systé-
matiquement, elles passent à la trappe, mais si vous souhai-
tez vous sentir valorisé devant les femmes et fréquenter un
cercle social beaucoup plus sincère, vous pouvez opter pour
une autre alternative d'apprentissage beaucoup plus réflé-
chie.

Dans le milieu de la séduction, vous pouvez trouver des entreprises de toutes sortes, mais certaines d'entre elles font
un travail honnête, pour choisir ou détecter entre un type et
un autre, vous pouvez distinguer au moyen de ces points :

1. Les entreprises inexpérimentées sont celles qui pro-
   posent parfois des services de drague en vendant
   une méthode identique pour tous les utilisateurs, et
   qui émettent donc ce type de vente dans le monde
   entier.

2. Entreprises en quête de notoriété, au détriment de votre besoin de flirter, ces services sont proposés pour obtenir du matériel à partir des conversations ou des fichiers multimédias utilisés pour les vendre, faisant partie du crime de harcèlement sexuel.

3. Les entreprises qui recréent du contenu, cette avenue abonde où elles utilisent du contenu générique pour vendre des trucs miracles qui n'enseignent pas vraiment quelque chose et font partie de la pile.

Lorsqu'il n'y a pas de formation ou d'expérience en matière de séduction, il est dangereux de s'améliorer dans ce domaine, car on peut répéter des actions qui ne sont pas les plus recommandables, au détriment du développement de sa personnalité. Il ne faut donc pas faire aveuglément confiance aux applications ou embaucher des gourous de la séduction.

C'est pourquoi, afin que vous puissiez faire la différence entre des informations inappropriées et la qualité, vous devez clarifier les concepts suivants :

- **Prétendre ce que tu es jusqu'à ce que ce soit ce que tu deviennes.**

Un slogan très populaire au sein de ce média qui a été vendu massivement, parce qu'ils vous font voir que vous êtes un homme dominant, que vous pouvez avec n'importe quelle femme et vous les avez fous, étant un mensonge quand en fait cela n'a pas été démontré, en plus de tout résultat contraire que v à endommager votre confiance.

Un mensonge à long terme est un dommage personnel imminent, les affirmations positives ne peuvent pas être exprimées sans aucune action ou travail constant, car cela a un impact direct sur l'estime de soi, donc ne tombez pas dans n'importe quelle auto-illusion, surtout parce que certaines femmes peuvent ne pas vous aimer du tout, donc vous devez juste vous améliorer.

• **Les femmes sont à la recherche de valeurs**

Cette illusion selon laquelle toutes les femmes recherchent un mâle alpha est erronée et même ancienne, car elle fait croire que l'objectif des femmes est une position sociale, économique et élevée, élevant toute compétence qui fait ressortir que plus est mieux pour les femmes, alors qu'en réalité ce sont des personnes qui recherchent quelque chose de spécifique.

Une femme ne rejette pas un homme seulement par les questions de valeur qui sont vides, puisque même prétendre que vous avez beaucoup de biens ou quelque chose que vous n'êtes pas à flirter, mais il est ce que de nombreux gourous de cette industrie étant un point sur lequel vous devez être prudent, parce qu'il soustrait l'attractivité avant les femmes qui sont à la recherche de quelque chose de plus que le banal.

Avant cela, vous devez vous demander si vous cherchez la même chose que les autres, pensez aussi au temps que vous allez perdre à prétendre être quelque chose que vous n'êtes pas, alors qu'en fait vous pouvez créer de meilleures qualités sociales en vous, impressionner par l'apparence authentique est un moyen qui donne des résultats en toute circonstance.

- ## Toutes les femmes sont susceptibles d'être séduites.

Habituellement, on dit que chaque technique de séduction est imbattable, étant un point ou un moyen de controverse qui génère plus de doutes, parce que vous commencez à vous demander pourquoi vous n'avez pas réussi, et vous

vous concentrez sur ce que vous avez fait de mal, sans penser un instant que simplement cette femme peut ne pas vous aimer.

Le business de la séduction vous vend qu'il est toujours possible de séduire une femme, même si elle a un petit ami ou est lesbienne, ce concept viole l'intégrité des femmes, et surtout vous fait croire que le monde tourne autour de vous, étant une pression inutile avec laquelle vous ne devriez pas vivre ni croire.

• **Vous devez réduire l'ego des divas.**

L'une des astuces classiques pour vendre des conseils pour flirter avec les filles, est de vous recommander d'être un niveau au-dessus d'elles, étant une manière très risquée en psychologie, cela conditionne que vous devez baisser votre ego pour vous comporter de manière inappropriée, modifie également votre manière d'être quelque chose que vous n'êtes pas.

Ce type de punition sur le comportement n'apporte aucune information, il vous pousse à modifier complètement le comportement, mais vous devez supposer qu'il y a des femmes avec leur propre personnalité forte, au lieu de vouloir changer quelque chose chez elles, vous devriez juste vous concentrer sur la manière subtile d'afficher votre façon d'être.

• La séduction classée comme un jeu

La capacité de séduction ne doit pas être cataloguée comme un jeu, cela fait partie de l'industrie, mais il s'agit de s'adapter à une autre personne, d'ailleurs quand vous suivez cette vision vous commencez aussi à rivaliser pour une femme, c'est pourquoi pour connaître et conquérir l'amour d'une femme il n'y a pas de méthode infaillible.

Les rejets sont des épisodes auxquels vous faites face, ce n'est donc pas un jeu, car le résultat final compte, et au milieu de chaque action se trouve votre estime de soi, il ne faut donc pas voir cela comme un jeu mais plutôt comme une opportunité de rencontrer des gens et d'avoir un point de comparaison.

• Ne soyez pas si naturel

Au milieu du jargon commercial, la séduction est présentée comme un moyen plus faux, car il est recommandé de générer une impression parfaite, quand cela se matérialise totalement différent, puisqu'il est remarqué comme un fait forcé, de cette façon vous n'allez pas conquérir une femme, causant que le meilleur pari est de transformer votre meilleure version dans une habitude.

Une vie contre nature, axée sur la conquête, ne vous mène nulle part, alors au lieu d'étudier, vous devriez vivre et apprendre de chaque contact social, vous pouvez demander à n'importe quelle femme ce qu'elle attend d'un homme, et pour aucune raison elle répondra que quelque chose de parfait, donc la vraie valeur d'une relation est comment et pourquoi vous agissez.

Comment faire pour qu'une femme tombe amoureuse ?

Au milieu de tant d'aspirations à flirter avec une femme, très peu se demandent si l'on peut mener à bien l'art de la séduction pour vraiment tomber amoureux, pour répondre à cela, au niveau de la psychologie il faut prendre en compte que l'amour n'a pas la même valeur ou signification pour tout le monde, ce qui stipule que tout le monde n'est pas égal.

Ce type de message indique que chaque homme et femme a des besoins, pour cette raison l'union d'un couple dépend de la façon dont vous pouvez vous adapter à eux et vice versa, ce qui génère qu'il peut ou ne peut pas être un symptôme de l'attraction, cela ne signifie pas que toute tentative est mauvaise, mais il s'agit d'un processus d'apprentissage étendu et des expériences.

Lorsque vous voulez flirter avec une personne, vous vous exposez à des succès ou des erreurs, en même temps vous obtenez une vision large de la description de la formation des relations humaines, aussi au milieu de la vie quotidienne vous devez garder à l'esprit qu'il ne suffit pas de conquérir, mais vous devez apprendre à séduire progressivement.

D'autre part, un homme ne peut pas seulement appliquer des techniques de séduction dans le domaine romantique ou sentimental, mais cela peut être utile pour améliorer différentes compétences personnelles qui vous amèneront à être meilleur dans un espace de travail, par exemple, donc en connaissant chaque astuce vous pouvez travailler dessus jusqu'à ce que vous vous amélioriez.

Pour cette raison, vous devez savoir qu'une personne séduisante est décrite comme celle qui est consciente de ses points forts, car ces vertus peuvent être utilisées pour captiver qui vous voulez, cela vous aide à vous rapprocher de la personne cible ou de tous ceux qui vous entourent, atteindre ce niveau nécessite les étapes suivantes :

1. **Vous êtes votre propre marque**

De la même manière que vous travaillez sur le marketing pour les affaires, de la même manière vous pouvez travailler sur vous, cela signifie que vous devez assumer que nous sommes tous uniques dans le monde, étant une pensée que vous traitez tous les jours, il exige un haut niveau de concept de soi qui peut vous différencier des autres hommes.

L'important est que, avant ce rôle social de rencontre avec les femmes, vous puissiez être déterminé par ce que vous êtes et non par les autres, vous pouvez donc extérioriser votre personnalité en toute liberté, l'important est que vous soyez un homme unique et que vous dépassiez les conventions typiques du flirt, en faisant appel davantage à votre style.

Avant toute femme que vous voulez conquérir, vous devez penser par vous-même, en plus de commencer à agir par vous-même, indépendamment du niveau d'influence qui a quelques conseils sur vous, parce qu'il n'y a rien de plus séduisant qu'un homme unique, pour tomber amoureux il n'y a rien de plus efficace qu'une démonstration de ce que vous êtes, comme si vous étiez une marque.

2. **Ne vous attachez pas à la figure des rôles**

Vous vivez toujours avec l'image du rôle d'un homme, ce genre d'attitude habituelle a complètement changé, car au milieu d'une conquête, tout vient naturellement, les femmes prennent également un rôle beaucoup plus actif et cela ne devrait pas être une menace pour votre côté masculin.

D'autre part, il intègre le fait que les réseaux sociaux ont leur propre impact, ce qui fait que les femmes d'aujourd'hui ne s'attendent pas à ce premier pas, cela signifie que les rôles peuvent varier dans chaque situation, ce qui doit être maintenu est que les deux se sentent spéciaux et peuvent transmettre l'intérêt, sans aucune manipulation entre les deux.

Au milieu de chaque figure de la séduction, ce que vous pouvez éviter, c'est qu'il y ait une sorte de fausse image ou qu'il faille faire semblant, tout comme les rôles changent, les canaux de séduction changent aussi et vous devez vous y adapter, sans négliger la génération de sentiments positifs, ou changer le traitement envers la fille.

3. **Attraction et psychologie**

L'utilisation de la psychologie de l'attraction est ce qui aide à générer une connexion à un niveau émotionnel, en plus de vous permettre de montrer de l'attention à ce que la fille a besoin, jusqu'à ce que vous puissiez arriver à une rencontre physique, bien que cette dernière soit une priorité, vous pouvez la construire progressivement.

Tomber réellement amoureux nécessite une connexion émotionnelle, car flirter peut être simple, mais tomber amoureux de la personne qui vous intéresse est la partie compliquée, car cela nécessite de rechercher ce dont votre fille a besoin, d'interpréter ses aspirations, de cette façon vous pouvez développer de l'empathie, étant une source de lien.

Des astuces psychologiques pour tomber amoureux d'une femme

Apprendre des astuces psychologiques est une aide vitale pour obtenir un domaine plus attractif sur la femme dont vous voulez tomber amoureux, vous devriez donc prendre en compte ces actions efficaces sur un plan émotionnel :

- **L'attrait psychologique**

Pour qu'une femme vous aime, vous devez considérer que vous pouvez ne pas être agréable pour l'autre personne, pour y arriver vous devez lutter contre la timidité et même être fermé aux interactions sociales, étant un effort frappant, mais c'est mieux que d'améliorer votre apparence physique sans prendre soin de ce que vous fournissez émotionnelle-ment pour une femme.

Vous ne devez pas être obsédé par un corps parfait, mais plutôt par les traits de psychologie, ceux-ci sont profonds pour que ça dure, car n'importe quelle fille associera les bons sentiments que vous lui procurez à votre présence, c'est ce qui lui donnera envie de vous revoir.

• Montrez-vous joyeux

Avant tout contact social, vous devez garder à l'esprit que toute émotion que vous avez finit par se refléter à l'extérieur. Ainsi, lorsque vous êtes près d'une fille qui vous attire, vous pouvez penser à ce fait pour vous calmer et émettre une meilleure présentation, en cherchant un côté joyeux qui peut contaminer la femme que vous voulez.

Au début d'une conversation amicale, n'hésitez pas à pré-senter cette version sympathique de vous, car il est plus fa-cile de tomber amoureux de n'importe qui, l'enthousiasme est capable de faire changer d'avis n'importe qui, surtout si une situation défavorable se développe, c'est une aide puissante pour avoir le cœur de cette femme.

L'explication psychologique de ce phénomène repose sur les neurones miroirs, qui vous permettent de comprendre les autres, de ressentir les mêmes émotions que votre entourage. Ainsi, lorsque vous voulez que quelqu'un ressente quelque chose pour vous, vous ne devez pas hésiter à lui transmettre de la confiance et de la bonne humeur.

• Montrez à quel point vous l'aimez

Il est essentiel, dans tout lien, de reconnaître que vous ressentez quelque chose de réel pour cette femme et de le lui faire remarquer dans la manière dont vous la traitez, afin qu'elle ne croie pas qu'il s'agit de quelque chose de fugace, ce qui vous rend en même temps plus attirant car, de manière subtile, vous émettez un signal pour reconnaître l'intérêt que vous lui portez.

En ayant des gestes expressifs, vous pouvez évaluer s'il y a une chance que vous lui plaisiez, en manifestant une croyance psychologique qui exprime que si vous pensez que quelqu'un vous aime, cette personne vous aimera beaucoup plus, étant une impulsion qui vous aide à faire ce pas vers la conversation qui vous permet de montrer que vous n'êtes pas comme tout le monde.

Au-delà d'un compliment, vous avez seulement exprimé que vous aimez vraiment, vous devriez vous détendre et ne pas le faire de manière directe, l'important est que vous vous sentiez bien tous les deux, puis vous devriez le laisser émettre une sorte de signe de réciprocité, mais ne cessez pas d'exprimer combien vous vous souciez de lui à travers les regards.

Le pouls de l'affection, vous pouvez le mesurer dans la façon dont la fille se comporte lorsqu'elle est avec vous, il n'est pas nécessaire d'exagérer et de le faire comme un psychopathe, il suffit de se concentrer sur le froncement des sourcils, afin que vous puissiez faire le prochain pas vers une approche d'un baiser ou une action physique.

En plus de ces points clés sur le plan psychologique, vous pouvez également inclure les conseils utiles suivants :

1. Accordez toute votre attention à ce qu'il dit, car il est naturel pour toute personne de vouloir se sentir écoutée, c'est un signe de faire en sorte que les autres se sentent aimés.

2. Félicitez-le pour ses réalisations, appliquez la reconnaissance des mérites de l'autre personne, c'est une approche sincère qui en dit long sur vos intentions.

3. Exprimez votre personnalité, comme cela a été répété, vous ne gagnerez rien à simuler une personnalité que vous ne possédez pas, car sinon vous allez générer que la fille tombe amoureuse de quelqu'un de totalement fictif, donc quand elle découvrira que vous êtes quelqu'un de totalement différent, tout s'écroulera.

4. Recherchez le côté positif de la situation, car des désaccords peuvent survenir, mais tant que vous gardez une attitude positive, vous pourrez aller de l'avant et elle aimera cette partie de vous.

Phrases d'accroche avec lesquelles vous pouvez flirter

Présenter une stratégie verbale est une excellente idée lorsque vous manquez d'arguments ou d'audace pour flirter, c'est un moyen d'attirer l'attention d'une personne qui vous attire, c'est une mise en œuvre que vous pouvez mettre en place pour gagner en confiance, jusqu'à ce que ce soit totalement naturel, ce qui est idéal.

Pour réduire ce sentiment d'euphorie, vous pouvez utiliser des phrases qui vous font sentir plus confiant, de cette façon vous ne perdrez pas d'élan pour rencontrer la fille, jusqu'à briser la glace est efficace, mais pour prendre effet, vous devez sentir ce que vous dites, de sorte que lorsque vous les prononcez sera beaucoup plus crédible.

• Demander des indications

Une phrase amusante pour entamer une conversation au milieu de la rue ou dans un espace bondé est : "Pourriez-vous indiquer le chemin pour aller à tel ou tel endroit ?", de cette façon vous pouvez cacher l'intérêt que vous avez à rencontrer cette fille.

• Un compliment décontracté

Au milieu des gens, vous pouvez présenter un compliment plein d'ironie, où vous pouvez exprimer la chose suivante : "Puis-je emprunter un dictionnaire ? Parce que quand je t'ai vu, j'étais sans voix", c'est un très joli jeu de mots qui vous aide à vous connecter avec la fille.

• Présentez-vous pour la rencontrer

Il s'agit d'une alternative qui manque d'originalité, mais qui vous aide à vous rapprocher de la femme que vous désirez, en utilisant la phrase suivante : "Salut, je t'ai vue et je n'ai pas pu me retenir, comment tu t'appelles ?

- ## Décrire l'environnement

Une façon de briser la glace dans un environnement bondé est d'essayer de lui faire donner une opinion sur l'endroit où vous vous trouvez, vous pouvez dire quelque chose comme : "comment est l'atmosphère, je n'ai jamais été ici avant, est-ce toujours comme ça ?", étant une option très générique pour vous d'établir une conversation à ce sujet.

- ## Pour avoir vos réseaux sociaux

Au milieu d'une conversation, vous devez vous assurer que vous continuez à en savoir plus sur elle. Si vous ne voulez pas vous trahir en montrant trop d'intérêt, vous pouvez choisir de dire une phrase comme : "Avez-vous Facebook ou WhatsApp ? J'aimerais apprendre à mieux vous connaître", de cette façon vous émettez un désir direct mais subtil, c'est une façon calme de flirter.

- ## Par une chanson

Lorsque vous êtes dans une salle, vous pouvez engager la conversation sur un sujet général et sociable tel qu'une chanson, l'occasion se présente lorsque vous pouvez demander : "J'adore cette chanson, savez-vous par hasard de qui elle est composée ?", ce qui permet de manière générale d'avoir un sujet ouvert avec beaucoup de détails.

• Soyez direct avec la gentillesse

Lorsque vous en arrivez à un point où elle vous plaît trop, et qu'il y a déjà un accord préalable, vous pouvez être direct de manière agréable, car il n'y a rien de mal à le faire de cette manière, vous pouvez utiliser ce qui suit : "Je vais être honnête, je ne veux pas tourner autour du pot, la vérité est que tu as quelque chose de spécial que je veux connaître en profondeur".

• Questions sur un magasin

Pour amener la conversation à un endroit beaucoup plus agréable qui vous permet de flirter librement, vous pouvez demander un autre endroit pour faire une suggestion d'y aller, vous pouvez y parvenir de la manière suivante : "Savez-vous où se trouve un café à proximité ? Je dois m'arrêter pour acheter un café, pouvez-vous me montrer.

• Demandez l'heure

L'humour et même l'insolence la plus évidente peuvent vous aider à attirer l'attention d'une femme, ce qui est possible avec la phrase suivante : "Je n'ai pas l'habitude de faire ça, mais vous savez quelle heure il est".

Sujets à considérer pour flirter avec une fille

Entamer une conversation avec une fille qui vous attire est l'un des défis à relever. Pour avoir une idée plus claire au moment de franchir cette étape, vous pouvez vous appuyer sur les thèmes suivants qui ont beaucoup de succès dans la formation de relations personnelles :

1. Vous devez vous concentrer sur la création d'un sujet de conversation amusant, car cela vous permet d'entrer dans la conversation en toute confiance, sachant qu'il rit à cause de votre sujet.
2. À la moindre occasion, vous devriez demander leur nom, ce qui vous permettra de personnaliser complètement la conversation.
3. Le premier sujet doit toujours être naturel, vous pouvez utiliser quelque chose qui se passe à ce moment-là, cela vous aide à persuader leur attention sans avoir l'air de flirter.
4. Utilisez une sorte d'anecdote que vous avez, cherchez toujours un côté positif, vous n'avez pas besoin

d'être lourd, ou que c'est une situation d'interpréta-
tion.

5. Adaptez les tâches de chaque groupe d'âge, dans le
    cas des jeunes vous pouvez parler des études ou des
    projets de divertissement, et pour les adultes vous
    pouvez mentionner quelques détails du travail ou des
    objectifs futurs.

6. Ne devenez pas une personne répétitive, au con-
    traire, tant que vous pouvez évoquer des questions
    ou des incidents actuels, ce sera plus facile.

Les meilleures applications pour flirter et séduire les femmes

Rencontrer des femmes par le biais des réseaux sociaux et de la technologie est le plan commun, vous devez avoir assez d'audace pour profiter de chacun de ces outils, étant une grande occasion de flirter jusqu'à ce qu'elle devienne votre meilleure moitié, où tout va de Facebook à des applications plus directes où vous pouvez trouver des femmes compatibles.

De nombreuses applications au début ont commencé comme un site web, et depuis lors son niveau de succès a été transcendantal, c'est une adaptation de la société dans le monde 2.0 qui est un environnement quotidien, étant un point d'opportunité pour faire place à l'amour, donc vous devriez connaître les applications qui ont un plus grand potentiel pour le flirt.

Vous devez faire partie des applications qui ont un niveau de réputation plus élevé, en plus d'un nombre élevé d'utilisateurs afin que vous ayez l'alternative d'obtenir la fille que vous voulez, à travers les alternatives suivantes vous pouvez vous encourager à essayer certains et modérer vos compétences sociales pour flirter :

- ## Meetic

Cette application a été classée comme l'une des plus sérieuses du marché des applications de flirt, a une longue histoire depuis 2001, depuis cette année a connecté beaucoup de couples, sous un concept de relations personnelles stables, bien qu'il y ait aussi des utilisateurs qui essaient tout.

D'autre part, cette application est utilisée pour créer des relations sporadiques, donc si vous recherchez ce type de relation ou de contact, c'est un bon moyen pour vous de développer des sujets de conversation idéaux pour flirter.

- ## Tinder

Tinder est sans aucun doute l'une des alternatives qui est le plus utilisé aujourd'hui, en particulier pour les jeunes est une grande attraction parce qu'il vous permet d'obtenir la compatibilité avec les différents candidats qui sont enregistrés, à cela est ajouté la possibilité d'accepter ou de rejeter tout, et quand les deux partenaires émettre un comme peut parler.

Pour augmenter la priorité de la notification, il ya l'option d'envoyer "super aime", le développement de cette application peut être en vertu d'un mode gratuit comme un payé, quand quelque chose ne plaît pas vous pouvez revenir en arrière et même changer l'emplacement, dans les comptes de la version payante avec des options de prime tels que la suppression des annonces et envoyer plus d'aime.

• Happn

Elle est considérée comme l'une des applications les plus tendance, elle a une différence directe avec Tinder, car elle indique quand vous croisez une personne proche de vous qui utilise l'application, c'est une utilisation très pratique, car c'est un moyen de briser la glace facilement, en plus de découvrir quelles personnes proches de vous, sont à la recherche de flirt.

Vous avez peut-être déjà croisé cette personne à un moment donné, et grâce à l'application, vous pouvez en apprendre davantage sur elle, et même flirter. Il s'agit d'une interface intéressante et simple qui permet à davantage de personnes de se rencontrer.

• POF ou Plenty of Fish

Il fait partie des applications utilisées pour le flirt qui a commencé comme un web, a une utilisation populaire sur les pays hispanophones, donc en Espagne a un nombre élevé d'adeptes, par ce moyen a adopté un large éventail d'utilisateurs intéressés à parier sur l'amour sous cette façon.

Selon l'avis des utilisateurs, il s'agit d'un mécanisme de drague avec une grande marge de succès, surtout pour les relations temporaires, l'important étant qu'il fonctionne comme une échappatoire pour ne pas se soumettre aux complications que représente une relation.

• Grindr

Il s'agit d'une application destinée à la séduction entre homosexuels et bisexuels, elle a donc cette utilité particulière, génère un nombre élevé de rendez-vous, son fonctionnement est gratuit et facile à la fois, bien que l'inconvénient soit le

type de publicités qui sont émises, car elles apparaissent fréquemment.

Il existe une version supplémentaire de cette application, ap-
pelée Grindr Extrate, qui offre un grand nombre de fonctions,
de sorte que davantage de personnes sont encouragées à
essayer cette méthode pour trouver leur moitié.

Découvrez comment flirter sur Tinder et réussir.

Il ne fait aucun doute que Tinder est une application très fré-
quentée, il faut donc chercher à tout prix à avoir la possibilité
de réussir à flirter, pour en arriver là il faut connaître ou garder en tête certains détails qui peuvent vous amener à obtenir le match que vous recherchez sans trop attendre.

Tout d'abord, il faut accorder à Tinder l'importance qu'il mé-
rite, car il est utilisé comme un réseau social et est pleinement exploité par les utilisateurs qui veulent trouver un partenaire, même si pour certains cela peut être une mission impossible d'aller d'un profil à l'autre sans résultat positif.

Utiliser la fonctionnalité pour trouver des personnes similaires à vous, est un avantage pour s'aventurer dans cette technologie, c'est le résultat de l'incorporation de l'intelligence

artificielle, qui est responsable de rendre tout plus facile jusqu'à ce que vous trouvez une femme qui vous attire.

Mais vous devez savoir que se reposer entièrement sur la technologie peut entraîner des problèmes à l'avenir, mais vous devez d'abord rattraper certaines erreurs que vous pouvez faire aujourd'hui, l'une des plus connues est concentrée sur votre profil, puis les échecs sont présentés sur les conversations et même dans les rencontres en face à face.

Vous devez voir d'un autre point de vue chaque action que vous faites pour remarquer ce qui ne va pas, vous devriez donc considérer ces mesures qui vous aideront à ne pas gaspiller le potentiel que cette application a dans la séduction :

1. **Placez une photo, s'il y en a plus de deux c'est beaucoup mieux.**

Le plus conseillé pour créer cette première impression Tinder, vous pouvez vous consacrer à remplir tout l'album, en fait, il n'y a pas de problème si vous le faites, surtout parce que les femmes aiment la variété, de cette façon, elles peuvent se consacrer à voir chacune de vos photos, mais pour cela, vous devez essayer de le rendre différent.

Un point essentiel est que vous devez montrer votre visage, en aucun cas opter pour une apparence philosophique, ce n'est pas un environnement pour un autre type de photographie, cela ne doit pas être quelque chose hors de ce contexte car alors il perd la dynamique d'être un environnement pour attirer l'intérêt des femmes.

2. Ne prévoyez pas d'envoyer des photos dénudées

Au milieu de la conversation, il est inapproprié de publier une photo de nu lorsqu'un environnement sexuel n'a pas été implanté, et encore moins si l'attraction n'est pas réciproque, la plupart des femmes n'aiment pas cela sans un contexte intermédiaire, la séduction doit toujours être en place pour arriver à ce moment.

3. Ne postez pas de photos avec d'autres femmes

Toutes les femmes détestent flirter avec un homme qui poste des photos avec d'autres femmes, d'ailleurs si vous cherchez à montrer que vous êtes charmant, de cette façon vous transmettez juste le contraire, puisque vous ne faites que leur faire savoir à quel point vos amies sont belles et ce n'est pas du tout attirant quand il s'agit de flirter.

Cela ne vous mène à aucune destination productive, car vous pouvez exprimer que vous êtes tenu de flirter avec vous pour être un de plus dans le profil, cela est ouvert à de nombreuses interprétations et n'est pas le plus approprié pour rencontrer des filles.

4. Ne pas fournir de photos de groupe

Il est impossible qu'au milieu de l'application il soit possible de savoir lequel du groupe vous êtes, ce n'est même pas voyant que vous pouvez vous pointer au milieu de la photo de groupe, cela ne fait que créer de la confusion et c'est aussi une mauvaise impression et cela peut générer que vous ne recevez aucune sorte de like.

5. Remplir tous les formulaires d'information

Tant que vous pouvez incorporer plus de données, il est préférable de vous trouver et de mieux vous connaître ; ceci se réfère à l'ajout des chansons, d'Instagram et d'autres types de données, à moins que vos photos soient totalement convaincantes, mais tout ceci ensemble est un moyen idéal pour gagner plus de likes et ceci est un moyen prudent.

6. Gardez une impression amusante et positive

Au-delà des enseignements sur le profil, il est essentiel de maintenir un contact agréable avec la fille, car le rire est la meilleure entrée pour gagner l'appréciation d'une femme, l'humour est une carte que vous pouvez toujours jouer pour flirter efficacement sur Tinder, même pour élaborer une description de la grâce est idéal.

N'essayez pas de vous flatter à l'excès, mais il suffit d'être drôle, vous pouvez ajouter une photo amusante tant que ce n'est pas celle du profil, n'oubliez pas de garder l'équilibre entre l'humour, mais aussi sur qui vous êtes vraiment, puisque c'est un média social où les filles veulent aussi se rencontrer et flirter.

Techniques pour séduire et flirter avec les femmes sur les réseaux sociaux

L'utilisation constante des réseaux sociaux ouvre la voie à être une opportunité au moment de trouver un partenaire, pour être une large possibilité de séduire sans passer par des épreuves physiques, surtout parce qu'il est une normalité l'action de socialiser à travers ce moyen, mais aussi ont incorporé certains codes pour obtenir de mener à bien toute séduction.

Pour que vous puissiez avoir un impact sur les réseaux sociaux, vous devez transmettre une image attrayante pour les femmes, sans laisser une idée désespérée au grand jour, donc vous devez garder le style étant un détail que vous ne pouvez pas négliger, aussi aujourd'hui vous pouvez opter pour des sites Web qui analysent vos intérêts et suggèrent des profils.

Mais au-delà de ces aides, vous pouvez faire appel dans tous les cas à l'authenticité, parce que créer un profil basé sur des mensonges ne vous mène à rien, tôt ou tard il se révélera que vous n'êtes pas comme ça, étant un très fatiguant de prétendre quelque chose que vous n'êtes pas, pour cette raison il est préférable de vous exposer comme vous êtes vraiment pour trouver une femme qui vous veut comme ça.

D'autre part, au cours de l'émission de messages de séduction, vous devriez penser à tout moment à envoyer des images, c'est-à-dire que cela rend le chat est rempli avec plus de réalisme, il peut être des photographies personnelles, ainsi que sur un certain sujet amusant, mais sans laisser de côté que les réseaux sociaux sont une source d'information et vous pouvez vous y exposer.

Il est préférable que dans n'importe quel réseau social vous pouvez laisser ou fournir les données les plus précieuses, mais seulement le nécessaire, laisser quelque chose pour l'exclusivité dans le chat de cette façon vous ne perdez pas ce côté intéressant de rencontrer pour une fille, parce que le suspense est très attrayant, et n'oubliez pas de continuer à flirter, même si elle est derrière les écrans.

Réussir à flirter au sein d'un réseau social n'est pas facile au début, mais vous pouvez mettre en œuvre certaines clés pour vous démarquer et obtenir l'attraction que vous recherchez, car tout dépend de ce que vous communiquez et de la manière dont vous le faites, de cette façon vous pouvez atteindre vos objectifs, vous pouvez également suivre les conseils suivants :

- Façonnez votre profil de médias sociaux comme s'il s'agissait d'une description personnelle, pour élaborer cela, vous devez être rigoureux en ce sens que tout est personnalisé, de cette façon ils peuvent vous connaître en profondeur.

- Partagez des articles et du contenu de qualité, c'est-à-dire que vous pouvez être un moyen de divertissement pour tirer parti de vos intérêts ou de vos passions.

- Répandez de bonnes vibrations autour de vos messages, car cela peut être contagieux pour une femme, car elle découvre que vous avez une vision positive de la vie, et cela la motive à rester en contact avec vous par la même occasion.

- Toute proposition de discussion avec une femme doit être satisfaite, sinon vous donnez une présentation sans engagement, ce qui donne l'impression que vous agissez de la même manière avec toutes les femmes ou que vous avez mieux à faire sans concentrer toute votre attention sur elle.

- Pensez à créer ou à publier un contenu attrayant et dynamique, à obtenir des interactions, à provoquer que même le plus sérieux veuille vous écrire, avec une photo ou une opinion sur un sujet ouvert et agréable vous pouvez y arriver.

- Transmettez des informations véridiques, il est essentiel que les informations que vous partagez soient authentiques, car il existe de nombreux faux profils dans le monde, et dès qu'une femme voit quelque chose d'inhabituel, elle renonce à vous parler.

- Au milieu de n'importe quel type de chat, il est vital que vous soyez attentif en lisant, voire en essayant de vous souvenir des détails importants qui lui montrent que vous vous intéressez à elle, c'est une clé du succès dans toute relation personnelle.

- Connaître les besoins réels de la fille, il s'agit d'une étape fondamentale parce que cela maintient la conversation vivante, de tout détail, vous pouvez continuer à étendre la conversation pour en savoir plus sur la fille.

Les détails qui séduisent une femme

Au milieu de la séduction d'une femme on ne peut pas manquer les détails, car ils sont importants pour arriver à la conquérir vraiment, au milieu du processus de connaissance vous pouvez arriver à la surprendre quand vous vous consacrez à la connaître, pour cela la première chose que vous devez savoir c'est que cela ne prend pas d'argent ou autant d'effort que vous pensez.

Il s'agit de gestes qui peuvent confirmer l'importance qu'elle a pour vous, mais en même temps ce sont des techniques qui vous permettent de vous approcher de la fille, en produisant un contact physique ainsi qu'une approche de la confiance de cette femme, pour cette raison ce sont des détails qui séduisent complètement, où les actions suivantes se distinguent :

1. Optez pour des massages appropriés

Lorsque vous êtes en rendez-vous, vous pouvez prendre soin de son bien-être après une longue journée de travail et lui offrir un massage des mains, par exemple. Tout dépend du degré de proximité que vous avez, mais lorsque vous sortez déjà ensemble, vous pouvez l'accueillir avec une séance de massage personnalisée pour qu'elle se sente reconnue par vous.

2. **Favorise les rendez-vous constants**

En plus de passer beaucoup de temps ensemble, les projets doivent abonder pour sortir de la monotonie, il est essentiel de ne jamais cesser de sortir, peu importe où vous l'emmenez, il n'est pas nécessaire d'investir de grandes sommes d'argent, ce qui vaut la peine est d'avoir un moment à l'extérieur, avec un autre environnement où ils peuvent partager de manière agréable et tomber plus amoureux.

Une simple promenade dans la ville, voir le paysage ou manger une glace, est toujours une bonne option, puis à la maison vous pouvez terminer avec un film, cela peut être un point de départ pour organiser une grande journée, l'essentiel est que vous soyez créatif pour qu'il n'y ait pas d'ennui entre les deux mais une variété de plans à réaliser.

3. **Respecter l'espace personnel**

Quel que soit le degré d'avancement ou de prématuration d'une relation, il est essentiel de maintenir le respect et l'attention pour le temps seul, il est nécessaire pour toute personne, c'est un moyen de se reposer et de revenir pour se voir avec plus de désir, sans la crainte qu'ils se sentent fatigués l'un de l'autre, au milieu de ce temps vous pouvez profiter de l'occasion pour discuter de ce que vous aimez.

L'idéal est de se renouveler pour revenir avec de meilleurs plans et de meilleures intentions. Ainsi, au milieu de cette période, vous pouvez respirer un peu et envisager d'autres activités ou alternatives pour garder ce sentiment vivant, sans perdre le plaisir des réunions, qui est une clé pour que l'alchimie soit intacte.

4. Lancer des invitations à faire du shopping

Cela peut sembler très peu amusant, mais une sortie shopping peut être plus dynamique en compagnie d'une fille, surtout pour sa passion à vouloir s'occuper de chaque détail, à l'inverse il peut aussi arriver que vous puissiez l'aider à trouver les vêtements qu'elle cherche, et ce genre d'intérêt pour le shopping de l'un et de l'autre, les fait coexister.

Ces moments sont une vision vers le futur qui font tomber amoureuse n'importe quel type de femme, il n'y a aucun doute qu'un plan qui est capable de les unir plus est toujours une alternative fiable pour continuer à la conquérir, au milieu de ces plans vous pouvez obtenir des thèmes de toutes sortes, pour cette raison il ne sera pas une expérience ennuyeuse loin de là.

5. Des gestes inattendus

Une femme aime les détails inattendus, alors n'hésitez pas à laisser des messages inattendus là où elle s'y attend le moins, avec un petit mot ou un message sur son agenda est un signe de cette attention, ainsi elle sera captivée par ce genre de démonstration d'intérêt.

Cela aide à exprimer ce que vous ressentez, étant une habitude saine dans toute relation, même si votre partenaire le sait, vous pouvez laisser un précédent d'un détail qui continue à confirmer ce que vous ressentez, ce genre de détail donne le ton et vous ne devriez pas hésiter en raison de leur simplicité, mais en même temps significatif.

6. Reconnaissez que c'est beau

Quel que soit le niveau de votre relation, il est essentiel que vous puissiez lui faire des compliments sur son apparence, y compris sur son apparence et son odeur, tout compte. Au lieu de vous taire et de penser qu'elle suppose ce que vous pensez, allez-y toujours pour le lui faire savoir, en faisant cette action vous pouvez montrer à quel point vous l'aimez et à quel point vous êtes attentif.

Cette initiative peut devenir une habitude de grande valeur, en même temps que vous contribuerez à leur confiance en soi, ces signes d'appréciation sont si nécessaires sur le plan émotionnel, ainsi que pour renforcer la dynamique d'un couple, donc vous ne devriez pas penser beaucoup plus que de le dire et de reconnaître leur impression.

Ce qu'il ne faut pas faire au milieu de la conquête d'une femme

Pour attirer une femme qui vous plaît, vous devez laisser de côté les mauvaises habitudes que vous avez pu entendre ou qui vous ont été conseillées, car pour flirter vous devez maintenir un comportement naturel et ouvert pour vous améliorer, de cette façon vous pourrez construire un avenir émotionnel solide avec une fille, sous la concentration d'une bonne affaire.

Les principaux sentiments ennemis lors de la conquête d'une femme, est le besoin excessif, la peur, et aussi le manque d'expérience, étant les principales causes qui vous conduisent à faire des erreurs classiques qui vous font perdre des occasions importantes, donc de savoir ce que vous devriez changer votre façon d'être, vous pouvez faire mieux dans la datation.

Les rencontres avec les filles ne doivent pas être une torture, mais plutôt un point de départ pour vous permettre de faire ressortir votre côté émotionnel le plus attrayant, de reconnaître ce qu'il faut éviter, de laisser de côté le mauvais flirt et d'être plus confiant pour entrer en contact avec une fille, de minimiser certains facteurs qui vous exposent trop.

Limitez vos erreurs en étant conscient d'elles, de cette façon vous augmentez vos chances de flirter, lorsque vous ajoutez des expériences positives vous prendrez de meilleures décisions lorsque vous rencontrerez une femme, l'important est d'avoir la motivation d'apprendre parce que cela fait de vous un meilleur partenaire pour chaque femme, ce que vous ne devriez pas faire est le suivant :

- **Faites-en votre affaire pour impressionner la fille**

Être obsédé par le fait d'impressionner une femme élimine tout naturel de votre part, c'est un scénario totalement contre-productif pour vous, donc le meilleur conseil pour laisser cela de côté est que vous vous détendiez au milieu du flirt, il est essentiel que les deux puissent profiter du moment, sinon tout n'a aucun sens.

Lorsque le manque de spontanéité est généré, le rendez-vous acquiert un environnement vraiment défavorable, car vous vous concentrez uniquement sur le fait de dire quelque chose qui la fait rire ou qui l'impressionne peut la laisser sans voix lorsque vous êtes à court d'idées, ce qui laisse toute femme désintéressée, à moins qu'il ne s'agisse d'un contexte spécifiquc où il y a des codes de conduite à garder à l'esprit.

Mais en général, la chose vitale est qu'il y a une performance naturelle qui vous fait émettre une présentation de tranquillité, vous ne devez rien démontrer au-delà de ce que vous êtes, c'est la marque que vous pouvez présenter sur la conquête d'une femme, en plus vous allez reconnaître si elle se sent attirée par votre façon d'être.

• **Besoin de se sentir admiré**

Au-delà de chercher à impressionner, un autre problème commun est de vouloir se sentir admiré, car cela indique que vous allez chercher des réactions positives à chaque geste que vous faites pour elle, c'est une recherche d'approbation ou d'impression qui ne vous mène à rien, et pour certaines femmes cela est interprété comme une image de besoin excessif.

Ce manque de confiance peut aliéner n'importe quelle femme, c'est un problème personnel à laisser de côté pour se rapporter à vous d'une meilleure manière, l'essentiel est que vous ne devez impressionner que vous-même, ne cherchez pas pour une raison quelconque l'approbation d'une femme, parce que si elle ne vous préfère pas, une autre peut le faire.

En revanche, lorsque vous exigez une réponse positive, vous ne faites qu'émettre une présentation comme celle d'un petit enfant, d'ailleurs dans les premières approches avec une femme, elle ne doit pas s'intéresser à ce que vous faites ou à ce que vous ressentez, ce serait tomber dans un point égocentrique, alors que la femme veut aussi se sentir admirée.

- ## Être trop drôle et ne pas assumer les moments sérieux

Une relation sociale peut se détériorer avec une mauvaise blague ou en étant fastidieuse, de plus elle est capable de couper tout environnement séduisant, il est exagéré de dire que les femmes aiment qu'on les fasse rire, mais il n'est pas nécessaire de devenir soi-même un bouffon, surtout quand les deux sont là pour se rencontrer.

Obtenir à tout prix un sourire d'une femme perd de son utilité quand elle ne possède pas de charisme, mais une pure insistance, d'ailleurs pour un homme il est habituel de présenter des moments de sérieux, cela fait partie de sa personnalité et il peut être attirant que dans certains moments il possède une vision mature de nombreuses situations.

La démonstration d'être une personne mature commence par la lecture que l'on peut avoir de certains incidents, pour se comporter à la hauteur de différents contextes, où le sens de l'humour peut être laissé pour le moment venu, de sorte que l'on laisse de côté la honte d'être excessivement clownesque.

• Ne soyez attentif qu'aux signes d'intérêt.

Être à la recherche de gestes ou d'une certaine attitude peut vous trahir auprès de la fille, parce que vous êtes obsédé par le fait de reconnaître si elle est vraiment intéressée par vous, au lieu de la traiter de la bonne manière, cette perception vous fait omettre de la traiter correctement afin qu'elle ressente vraiment de l'attirance pour vous, à un niveau où vous

ne communiquez pas et vous devenez un auditeur désinté-
ressé.

En plus de ne pas l'écouter, vous pouvez aussi perdre la no-
tion d'agir naturellement, de n'effectuer des actions que pour
obtenir des résultats immédiats ou une réaction claire de réciprocité, et en l'absence de ces signaux imaginaires, vous
ne ferez que perdre l'estime de vous-même, atteignant un
niveau de malaise vraiment nuisible pour vous.

Investir trop de temps dans ce genre d'effort, c'est ce qui l'é-
loignera de vous, car vous commencerez à présenter des
comportements et des attitudes qui ne sont pas appropriés
pour séduire, cela ne fait qu'envoyer un message clair d'insécurité parce que vous avez besoin de son approbation et
vous oubliez ce qui compte vraiment qui est de profiter de sa
compagnie et du moment présent.

• Veillez à ne pas faire d'erreurs

Le soin excessif de ne pas faire d'erreurs, vous conduit directement à négliger la communication que vous pouvez
établir avec la fille, étant une qualité importante pour séduire
la femme que vous voulez, juste pour se concentrer sur le
jugement de vos actions, qui ne vous permet pas d'avancer

dans le milieu de la séduction, mais il rend difficile d'agir et de communiquer.

Mesurer si ce que vous avez fait est bien ou mal ne fera que vous enterrer dans un état de stress et d'anxiété qui vous paralysera par rapport à la façon dont vous agissez naturellement, en étant une version inauthentique de vous, c'est donc un comportement contre-productif car il bloque tout séjour harmonieux.

Pensez à chaque instant qu'un défaut vous rend humain, ce n'est pas que vous êtes un mauvais parti comme vous voulez le croire, cela n'impose pas un concept ou une image définitive de ce que vous êtes, la fille ne restera pas avec cela si vous vous excusez et vous montrez ouvert à d'autres détails, cela vous montre comme un homme plus confiant, et diminue complètement les erreurs.

• Vouloir cacher ses défauts à tout prix

La première chose à considérer, c'est que vous ne pouvez pas vous identifier à un niveau personnel par vos défauts, puisque vos attributs sont plus grands et c'est sur eux que vous pouvez vous concentrer, vous pouvez penser qu'il y a quelque chose qui ne va pas chez vous, alors que peut-être la fille ne pense pas de cette façon, mais elle veut vous connaître en profondeur, donc vous devriez vous concentrer sur la communication entre vous deux.

Vous pouvez analyser votre façon d'être, et améliorer tout ce qui vous met mal à l'aise, sans vous focaliser sur les défauts physiques ou les questions superficielles. Idéalement, vous pouvez résoudre les problèmes d'insécurité en tant que personne, afin d'être apprécié pour vos qualités et de ne pas émettre une apparence d'insécurité.

Vous savez plaisanter et projeter une image positive et mature, ce sont les clés qui vous permettent de vous ouvrir aux femmes, et même de laisser de côté votre éventuelle timidité.

www.ingramcontent.com/pod-product-compliance
Lightning Source LLC
Chambersburg PA
CBHW061508250726

48657CB00005B/1759